BEI GRIN MACHT SICH IHR WISSEN BEZAHLT

AF145808

- Wir veröffentlichen Ihre Hausarbeit, Bachelor- und Masterarbeit

- Ihr eigenes eBook und Buch - weltweit in allen wichtigen Shops

- Verdienen Sie an jedem Verkauf

Jetzt bei www.GRIN.com hochladen und kostenlos publizieren

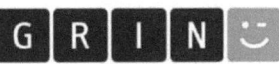

Bibliografische Information der Deutschen Nationalbibliothek:

Die Deutsche Bibliothek verzeichnet diese Publikation in der Deutschen National-
bibliografie; detaillierte bibliografische Daten sind im Internet über http://dnb.d-
nb.de/ abrufbar.

Impressum:

Copyright © 2018 GRIN Verlag
Druck und Bindung: Books on Demand GmbH, Norderstedt Germany
ISBN: 9783668757141

Dieses Buch bei GRIN:

https://www.grin.com/document/433561

Celine Schulze

Die Hebamme. Ansprechpartnerin ab der Familienplanung bis zu dem Ende der Stillzeit

GRIN Verlag

GRIN - Your knowledge has value

Der GRIN Verlag publiziert seit 1998 wissenschaftliche Arbeiten von Studenten, Hochschullehrern und anderen Akademikern als eBook und gedrucktes Buch. Die Verlagswebsite www.grin.com ist die ideale Plattform zur Veröffentlichung von Hausarbeiten, Abschlussarbeiten, wissenschaftlichen Aufsätzen, Dissertationen und Fachbüchern.

Besuchen Sie uns im Internet:

http://www.grin.com/

http://www.facebook.com/grincom

http://www.twitter.com/grin_com

Facharbeit

im Unterrichtsfach Deutsch

Die Hebamme
Ansprechpartnerin ab der Familienplanung bis zu dem Ende
der Stillzeit

Vorgelegt von: Celine Schulze

Schuljahr: 2017/2018

02.02.2018

Inhalt

0 Vorwort 1

1 Einleitung 2

2 Der Weg zum Beruf 3

    2.1 Praktikum 3

    2.2 Ausbildung 3

    2.3 Studium 4

    2.4 Zusatzausbildung 4

        2.4.1 Homöopathie 4

        2.4.2 Akupunktur 4

        2.4.3 Familienhebamme 5

3 Aufgaben einer Hebamme 6

    3.1 Beratung und Vorsorge 6

    3.2 Geburtsvorbereitung 6

    3.3 Geburtshilfe 6

    3.4 Wochenbett und Stillzeit 7

    3.5 Betreuung nach dem Wochenbett 7

4 Arbeitsplatz 8

    4.1 Geburtshilfliche Abteilungen in Krankenhäusern 8

    4.2 Hebammenpraxis (freiberufliche Hebammen) 8

    4.3 Geburtshäuser 8

    4.4 Beleghebamme (freiberufliche Hebamme) 9

5 Vor- und Nachteile des Berufes 10

    5.1 Negative Seiten 10

    5.2 Positive Seite 10

6 Interview: Aus dem Leben einer Hebamme 11

7 Zusammenfassung 13

8 Literaturverzeichnis 14

0 Vorwort

Schon länger befasse ich mich mit dem Berufswunsch der Hebamme. Auch bei meiner Praktikumswahl im Jahr 2016 stand dieses Berufsfeld zur Auswahl. Meine Eltern hatten allerdings den Wunsch, dass ich mich für ein Praktikum eines „sicheren" Berufes, am besten im Beamtentum, bewerbe. Meine Mutter schlug mir das Finanzamt XY vor und ich selber entschloss mich für ein weiteres Praktikum im Landratsamt XY. Nach der Vollendung des Schülerpraktikums stellte ich allerdings fest, dass ein Bürojob definitiv keine Alternative für mich ist. Ich möchte in meiner Zukunft eine abwechslungsreiche, soziale und dennoch organisatorische Tätigkeit ausüben. Dieser Wunsch brachte mich zu dem Beruf der Hebamme zurück. Im Sommerurlaub redete ich mit meiner Familie erneut über dieses Thema. Es wurden neben einigen schönen Seiten des Berufes wieder Nachteile wie Schichtdienst, hohe Versicherungskosten und psychische Belastung aufgezählt. Allerdings hat der Beruf auch eine Vielzahl schöner Seiten, welche für mich persönlich überwiegen. Mein Entschluss zu einer Bewerbung für ein Praktikum im Krankenhaus stand fest. Dieser Berufswunsch brachte mich schließlich zu dem Thema dieser Facharbeit.

Ziel dieser Arbeit ist es, einen tiefgründigen Einblick in diesen anspruchsvollen Beruf und verschiedenes Fachwissen zu erlangen. Ich möchte in dieser Arbeit nicht nur mich informieren, sondern auch anderen Interessierten den Beruf näherbringen.

1 Einleitung

„Rein statistisch bekam eine Frau in Deutschland im Jahr 2015 durchschnittliche 1,5 Kinder."[1] Außerdem bleibt nur jede 5. Frau in ihrem Leben kinderlos.[2] Alle anderen Frauen haben während der Schwangerschaft mit einer ausgebildeten Hebamme zu tun, welche sie auf dem Weg zur Geburt und in der nachfolgenden Zeit unterstützt.

Wie wird man Hebamme? Wege zum Erlernen des Berufes und Fortbildungen werden im Punkt „Der Weg zum Beruf" beschrieben.

Im Kapitel „Aufgaben einer Hebamme" werden Tätigkeiten wie Beratung, Vorsorge, Geburtsvorbereitung, Geburtshilfe und Betreuung im Wochenbett und der Stillzeit erläutert.

Eine Geburtshelferin hat außerdem die Möglichkeit, in verschiedenen Bereichen tätig zu werden. Je nachdem, wie sie es sich wünscht, wählt sie ein Krankenhaus, eine Hebammenpraxis, ein Geburtshaus oder die Selbstständigkeit als freiberufliche Hebamme. Die Unterschiede dieser verschiedenen Einsatzmöglichkeiten werden in dem Abschnitt „Arbeitsplatz" beschrieben.

Im Kapitel „Vor- und Nachteile" werden positive und negative Seiten des Berufes erläutert. Ein wichtiger Punkt, der viele Geburtshelferinnen beschäftigt, ist zum Beispiel die hohe Versicherung, die viele dazu zwingt, die Freiberuflichkeit aufzugeben.

Ein Interview schließt die Facharbeit ab und erzählt aus dem Leben einer Hebamme, welche in XY tätig ist und sich vor einiger Zeit den Traum der eigenen Hebammenpraxis erfüllt hat.

---

[1] Vgl. http://www.tagesspiegel.de/politik/geburtenrate-in-deutschland-frauen-bekommen-mehr-kinder/14700712.html   (04.10.2017).
[2] Vgl. http://www.spiegel.de/gesundheit/schwangerschaft/geburten-in-deutschland-statistisches-bundesamt-jede-fuenfte-frau-bleibt-kinderlos-a-1159787.html   (04.10.2017).

2 Der Weg zum Beruf

Der Beruf der Geburtshelferin kann auf zwei verschiedenen Wegen erlernt werden. Mit dem Abschluss der allgemeinen Hochschulreife erhält man die Möglichkeit, das Studium „Hebammenkunde" zu belegen.[3] Der bekanntere Weg ist die Ausbildung Hebamme / Entbindungspfleger, bei der eine Bewerbung mit dem mittleren Schulabschluss möglich ist.[4]

2.1 Praktikum

Ein Praktikum ist eine gute Gelegenheit, um einen Einblick in das Klinikleben zu erhalten. Es ist allerdings nicht einfach, an einen Praktikumsplatz zu gelangen. Ich bewarb mich bei mehreren Hebammenpraxen und wurde bei einer angenommen. Im Krankenhaus besteht eine höhere Chance, allerdings habe ich die Erfahrung gemacht, dass man nicht viel über die Tätigkeiten des Berufes erfährt. Meine größten Aufgaben auf der Wöchnerinnenstation waren Betten beziehen und Staub wischen. Ich brachte Müttern Tee, Wasser und ihre täglichen Mahlzeiten. Unter Aufsicht und Kontrolle einer Krankenschwester konnte ich das erste Mal Blutdruck messen. Ärzte und Krankenschwestern gaben mir ab dem 3. Tag die Möglichkeit bei Untersuchungen anwesend zu sein und das Wickeln der Neugeborenen zu übernehmen.

2.2 Ausbildung

Voraussetzung für eine Ausbildung zur/zum Hebamme/Gesundheitspfleger ist die Vollendung des 17. Lebensjahres und ein mittlerer Schulabschluss. Mit einem Hauptschulabschluss müssen zusätzliche Kriterien erfüllt werden, dazu zählen eine zweijährige Pflegevorschule oder eine abgeschlossene zweijährige Berufsausbildung. Die reguläre Ausbildungsdauer beträgt drei Jahre und umfasst 1600 Stunden Theorie und 3000 Stunden Praxis.[5] Fächer der Hebammenausbildung sind: „Hebammentätigkeit, Schwangerschaft, Geburt, Wochenbett, Anatomie, Physiologie, Krankheitslehre, Gesundheitslehre, Arzneimittellehre, Psychologie, Soziologie, Pädagogik, Biologie, Chemie, Physik, Berufs-, Gesetzes- und Staatsbürgerkunde, Pädiatrie und Hygiene".[6] Arbeitet man bereits als Gesundheits- und Kinderkrankenpfleger/in, kann die Ausbildung um ein Jahr verkürzt werden.

---

[3] Vgl. http://www.gesundheit-studieren.com/studium/hebammenkunde/#voraussetzungen-bewerbung (17.10.2017).
[4] Vgl. http://www.ausbildung-hebamme.de/Ausbildung-Hebamme.html (19.10.2017).
[5] Vgl. http://www.ausbildung-hebamme.de/Ausbildung-Hebamme.html (19.10.2017).
[6] Vgl. http://www.ausbildung-hebamme.de/Ausbildung-Hebamme.html (19.10.2017).

2.3 Studium

"Beim Studium lernt man wissenschaftliches Arbeiten. Es ist für diejenigen, die sich für Führungspositionen oder die Lehre qualifizieren wollen."[7], so erklärt Expertin Wolber den Unterschied zwischen einer Ausbildung und dem Studium. Wer sich für eine Hochschulausbildung entscheidet, hat die Auswahl zwischen dem dualen oder berufsbegleitenden Studium. Für das duale Studium ist die allgemeine Hochschulreife Voraussetzung. Das berufsbegleitende Studium kann nur mit einer abgeschlossenen Berufsausbildung belegt werden. Ein Studium dauert regulär vier Jahre.[8]

2.4 Zusatzausbildung

Weiterbildungen vermitteln höhere Qualifikationen und erleichtern es auf dem Arbeitsmarkt Fuß zu fassen. Je nach Art der Fortbildung erlernt man zum Beispiel die Eingrenzung von Schwangerschaftsbeschwerden oder die Förderung der Mutter-Kind-Beziehung.

2.4.1 Homöopathie

„Mit Hilfe von homöopathischen Mitteln können Hebammen viele Beschwerden in der Geburtshilfe lindern."[9] Anstelle von Medikamenten wird bei dieser Methode eine alternative Behandlungsmöglichkeit genutzt. Durch verschiedene Behandlungen erzielt man die Linderung von Beschwerden wie Herzkreislaufstörungen, Schwangerschaftsübelkeit oder Rücken- und Gelenkschmerzen.[10]

2.4.2 Akupunktur

Ein mittlerweile sehr bekannter Weg der Linderung von Schwangerschaftsbeschwerden ist die Anwendung von Akupunktur. „Seit dem 30.06.2008 muss jede Hebamme, die Akupunktur in Deutschland anwenden und abrechnen will, über eine 80-stündige Akupunkturausbildung mit erfolgreich abgeschlossener Prüfung verfügen!"[11] Immer mehr Frauen setzen auf die Anwendung Akupunktur, da diese Methode dem Fötus nicht schadet und auf die Einnahme von Medikamenten verzichtet werden kann.

---

[7] https://www.abendblatt.de/wirtschaft/karriere/article106530037/Hebammen-Mehr-als-nur-Geburtshelfer.html   (19.10.2017).
[8] Vgl. http://www.gesundheit-studieren.com/studium/hebammenkunde/#voraussetzungen-bewerbung   (19.10.2017).
[9] https://www.weiterbildung-homoeopathie.de/homoeopathie-fuer-hebammen/
[10] Vgl. https://www.baby-care.de/service/faqs/krankheiten-und-risiken/medikamente-und-behandlungsmethoden/homoeopathie-69   (19.10.2017).
[11] https://www.pro-medico-fortbildung.com/hebammen/haa_ausbildungszyklus.html   (19.10.2017).

2.4.3 Familienhebamme

Die ausgebildete Familienhebamme begleitet jugendliche Schwangere und Frauen mit besonderen Vorkommnissen (zum Beispiel Drogenentzug) über einen längeren Zeitraum, als einer „normalen" Hebamme dies möglich ist. Einige Aufgaben der Familienhebamme sind Konfliktberatung in der Frühschwangerschaft, Hilfeleistung bei Schwangerschaftsbeschwerden, Unterstützung der Gestaltung eines geeigneten Wohnumfeldes, Paargespräche, Begleitung in eine geeignete Klinik, Beobachtung der Mutter-Kind-Beziehung und die Förderung und Stärkung der Paarbeziehung.[12] Die Familienhebamme wird von dem Jugendamt eingesetzt, da sie eine bessere Bindung zu den Schwangeren aufbauen kann.

---

[12] Vgl. https://www.familienhebamme.de/files/Texte/Die_Familienhebamme.pdf (19.10.2017).

3 Aufgaben einer Hebamme

Der Beruf der Hebamme ist sehr abwechslungsreich. Sie deckt ein sehr großes Aufgabenspektrum ab und betreut die Frauen je nach Arbeitsplatz bis zu zwei Jahren. Sie trägt eine große Verantwortung und kann Geburten selbstständig leiten.

3.1 Beratung und Vorsorge

Bei einem Hausbesuch, telefonisch oder in der Hebammenpraxis berät die Geburtshelferin Frauen in Fragen der Schwangerschaft. Die Hebamme übernimmt außerdem alle notwendigen Schwangerschaftsvorsorgeuntersuchungen und notiert die Ergebnisse im Mutterpass. Unter den Bereich der Vorsorge fallen die Feststellung einer Schwangerschaft, die Bestimmung des Geburtstermins und die Ausstellung des Mutterpasses. In mehreren Gesprächen werden mögliche Erbkrankheiten ausgeschlossen. Im Laufe der Schwangerschaft ertastet sie die Größe und Lage des Kindes, hört die Herztöne ab, übernimmt Blutdruckmessungen und beobachtet das Allgemeinbefinden der Frauen. Die Geburtshelferin unterstützt die werdenden Mütter bei der Wahl des Geburtsortes und bei Fragen, welche die neue Lebenssituation betreffen.[13]

3.2 Geburtsvorbereitung

In Geburtsvorbereitungskursen lernen die Schwangeren Übungen zur Geburtserleichterung und verschiedene Atem- und Massagetechniken kennen. Die Hebamme vermittelt Informationen über Geburtsmethoden und eventuelle Risiken. Ein weiterer Vorteil solcher Geburtsvorbereitungskurse ist der hierbei entstehende Austausch zwischen den Schwangeren. Ärzte und Hebammen raten, sich frühzeitig über die verschiedenen Kurse zu informieren und etwa ab der 20. Schwangerschaftswoche mit diesem zu beginnen.[14]

3.3 Geburtshilfe

Bei jeder Geburt muss eine Hebamme anwesend sein und nur bei Komplikationen werden Ärzte hinzugezogen. Sie begleitet die werdenden Mütter und ihre Partner in sämtlichen Phasen der bevorstehenden Geburt und leistet Unterstützung bei Entspannungs- und Atemübungen. Des Weiteren berät sie bei der Wahl einer Gebärposition und steht bei Fragen zu dem Geburtsablauf zur Seite. Gleich nach der Geburt leistet sie Hilfe bei dem ersten Anlegen. Die Hebamme hat einen sehr

---

[13] Vgl. http://www.berliner-hebammenverband.de/de/eltern/hebammenhilfe/vorsorge-beratung.html (19.10.2017).
[14] Vgl. https://www.9monate.de/schwangerschaft-geburt/geburtsvorbereitung/hebamme-geburtsvorbereitung-geburt-und-die-zeit-danach-id94481.html (19.10.2017).

verantwortungsvollen Beruf, da sie jede normal verlaufende Geburt selbstständig leitet. Auch bei einem Kaiserschnitt ist die Anwesenheit einer Hebamme seit Jahrzehnten Pflicht.[15]

3.4 Wochenbett und Stillzeit

Spätestens vier Stunden nach der Geburt kommt die Hebamme zu den Eltern zurück. Frauen und Paare haben oft Fragen zu dem Umgang und der Pflege des Babys. Jedes Neugeborene wird untersucht und beobachtet. Bei auftretenden Besonderheiten ruft die Hebamme einen Kinderarzt hinzu. Zu weiteren Aufgaben gehören die Nabelpflege, das Wickeln, die Untersuchung der Wöchnerinnen und eine Hilfestellung für die Partner. Das Ziel der Pflege des Nabels ist das Austrocknen, bis dieser abgeht. Nach der Einweisung zur Nabelpflege geht es um das Wickeln. Manche Männer sind am Anfang mit der Pflege des Babys etwas überfordert.[16] Allerdings gibt es in jedem Krankenhaus Unterschiede. Im „Städtischen Klinikum XY" leiten Kinderkrankenschwestern und Schwesternschüler das Wickeln auf der Wöchnerinnenstation an. Die Krankenschwestern übernehmen, neben der Geburtshelferin, auch die Stillanleitung. Sie helfen bei dem Anlegen an die Brust und überwachen das Trinkverhalten des Kindes. Manche Kinder schlafen während des Stillens ein, hier kennen die Stillberaterinnen verschiedene Tricks, um die Säuglinge an die neue Nahrungsaufnahme zu gewöhnen. Die Ärzte im Krankenhaus führe außerdem eine Stillprobe durch. Bei dieser Probe werden die Neugeborenen vor und nach dem Stillen gewogen, um die Milchzufuhr in Gramm zu ermitteln. Besitzen die Wöchnerinnen zu wenig Muttermilch, kann mit Muttermilch einer fremden Mutter zugefüttert werden. Die Weitergabe der Muttermilch nennt das Klinikum XY „Muttermilchspende".[17]/[18]

3.5 Betreuung nach dem Wochenbett

Die Hebamme hilft bei dem Abstillen, empfiehlt Medikamente bei Entzündungen in der Brust und zeigt Eltern den Umgang mit dem Säugling, dazu gehört zum Beispiel das Wickeln und Baden. Auch am Zusammenwachsen zwischen dem Kind und der Familie nimmt die Hebamme teil und unterstützt sie bei auftretenden Problemen.[19]

---

[15] https://www.hebammensuche.de/hebhilfe.html   (19.10.2017).
[16] Edelmann, Lilo; Seul Shirley: Aus der Hebammenpraxis – Das Begleitbuch für Schwangerschaft, Geburt und Wochenbett. München (Droemersche Verlagsanstalt Th. Knaur Nachf.) 2000. S.470-475.
[17] Eigenwissen Praktikum.
[18] Aus Elternbrief - Klinikum XY
[19] Vgl. https://www.familienplanung.de/schwangerschaft/nach-der-geburt/das-wochenbett/hebammen-nachsorge/#c63471   (13.11.201).

4 Arbeitsplatz

Die Hebamme wird an insgesamt vier verschiedenen Orten eingesetzt. Grundsätzlich werden fast überall die gleichen Aufgaben erfüllt und dennoch gibt es auch grundlegende Unterschiede innerhalb der verschiedenen Einsatzgebiete.

4.1 Geburtshilfliche Abteilungen in Krankenhäusern

Der bekannteste Entbindungsort für Schwangere ist das Krankenhaus. Sie kommen mit den bereits eingesetzten Wehen in den Kreißsaal und eine unbekannte Hebamme tritt den Frauen gegenüber. Etwa vier Stunden nach der Entbindung werden Mutter und Kind auf die Wöchnerinnenstation verlegt. Ab diesem Zeitpunkt sind Kinderkrankenschwestern die Ansprechpartner der Mütter. Die Hebamme ist während der Schicht für mehrere Frauen in den Wehen zuständig und beantwortet, in den vier folgenden Stunden, Fragen der Eltern. In manchen Krankenhäusern hat die Hebamme außerdem die Möglichkeit, Kurse zur Geburtsvorbereitung zu leiten.[20]

4.2 Hebammenpraxis (freiberufliche Hebammen)

Freiberufliche Geburtshelferinnen leiten oft eine eigene Hebammenpraxis, beziehungsweise eine Gemeinschaftspraxis mit anderen Hebammen. In dieser werden Geburtsvorbereitungskurse, Hebammensprechstunden und andere Behandlungen angeboten. Zwischen den Hebammen findet ein reger Austausch statt und bei Abwesenheiten vertreten sie sich gegenseitig. Nicht alle Hebammen, die Teil einer Hebammenpraxis sind, bieten die Betreuung während der Geburt an. Leiten Hebammen keine Geburten, können sie ihren Tag frei einteilen und sind somit nicht an Nachtschichten, wie im Krankenhaus, oder 24 Stunden Bereitschaft einer Beleghebamme, gebunden.[21]/[22]

4.3 Geburtshäuser

Im Gegensatz zu einer Hebammenpraxis werden in Geburtshäusern auch Geburten geleitet. Manche Frauen möchten eine Geburt in geborgener und familiärer Atmosphäre. Zwei Prozent der Schwangeren entscheiden sich daher gegen eine Entbindung in einer Klinik und melden sich in einem Geburtshaus an. Vorteile einer Geburt im Geburtshaus ist die individuelle Hilfestellung, bei der die Geburtshelferin besonderen Wert auf Vorstellungen und Wünsche der Frau legt. Der Nachteil für die

---

[20] Eigenwissen Praktikum.
[21] Eigenwissen Praktikum.
[22]

Vgl.https://www.familienplanung.de/schwangerschaft/schwangerschaftsvorsorge/hebamme/#c30285 (19.10.2017).

Hebamme ist die 24 Stunden Bereitschaft und die Betreuung während des gesamten Geburtsablaufes.[23/24] In einer Hebammenpraxis arbeiten entweder angestellte Hebammen oder Beleghebammen, welche einen Vertrag mit dem Geburtshaus abgeschlossen haben.[25]

4.4 Beleghebamme (freiberufliche Hebamme)

Wer den Wunsch der Selbstständigkeit mit Geburten hat, erhält die Möglichkeit als Beleghebamme zu arbeiten. Geburten werden entweder im Krankenhaus oder in Geburtshäusern durchgeführt. Nach der Entbindung steht sie den Frauen zur Seite und beantwortet aufkommende Fragen. Die Geburtshelferin muss mit der Klinik sogenannte Belegverträge abgeschlossen haben, um eine Geburt in dem Krankenhaus zu ermöglichen.[26]

---

[23] Vgl. https://www.babycenter.de/a20564/geburtshaus (20.10.2017).
[24] Vgl. http://www.geburtshaus-werne.de/index.php?id=69   (20.10.2017).
[25] Vgl. http://www.netmoms.de/magazin/schwangerschaft/hebamme/beleghebamme/ (20.20.2017).
[26] Vgl. http://www.netmoms.de/magazin/schwangerschaft/hebamme/beleghebamme/ (20.20.2017).

5 Vor- und Nachteile des Berufes

Jeder Beruf hat positive und negative Seiten. Bevor man sich zu einer Ausbildung oder einem Studium entschließt, muss man diese genau abwägen.

5.1 Negative Seiten

„Allgemeines Krankenhaus in Hagen findet keine neuen Hebammen".[27] Dieses Problem liegt an den hohen Versicherungen, welche viele selbstständige Geburtshelferinnen nicht stemmen können. Eine Geburt wird mit 7,5 Millionen Euro versichert. Damit die Versicherung in Notfällen zahlt, sind die Hebammen verpflichtet, jährlich eine Versicherungssumme von etwa 8000 Euro zu zahlen. Dieser Betrag wird laut Prognosen weiterhin steigern. Da die Beleghebammen nur 300 bis 500 Euro pro Geburt erhalten, ist dieser hohe Versicherungsbeitrag nicht verhältnismäßig.[28] Ein weiterer Nachteil ist der Schichtdienst, der vor allem im Krankenhaus abzuleisten ist und schwer mit einem Familienleben vereinbart werden kann. Viele Kliniken arbeiten an diesem Problem und bieten eine Kinderbetreuung oder eine Beaufsichtigung durch ausgebildeten Babysitter an.[29]

5.2 Positive Seite

Die Ausbildung zur Hebamme ist sehr abwechslungsreich und das Erwerben von Fähigkeiten wird nah an der Praxis durchgeführt. Die Entbindungshelfer haben viele Möglichkeiten bei der Auswahl ihrer Tätigkeiten. Er ist sehr spannend und abwechslungsreich, weil sie die Frauen auf einem schwierigen und schmerzhaften Weg unterstützen können und somit für Personen geeignet ist, die sich keinen Bürojob vorstellen können und tägliche neue Herausforderungen wünschen. [30]

---

[27] https://www.wp.de/staedte/hagen/allgemeines-krankenhaus-in-hagen-findet-keine-neuen-hebammen-id212255327.html   (13.11.2017)
[28] Vgl. https://www.wp.de/staedte/hagen/allgemeines-krankenhaus-in-hagen-findet-keine-neuen-hebammen-id212255327.html   (13.11.2017)
[29] Eigenwissen
[30] Vgl. https://www.rnz.de/ratgeber/berufsleben_artikel,-Ausbildung-und-Beruf-Hebamme-ist-ein-abwechslungsreicher-Beruf-_arid,139906.html   (13.11.2017).

6 Interview: Aus dem Leben einer Hebamme

In dem folgenden Interview wird die freiberufliche Hebamme Petra über ihren persönlichen Traumberuf befragt. Das Interview wurde am Dienstag, den 18.07.2017 in ihrer eigenen Hebammenpraxis durchgeführt. Die Antworten wurden nicht aufgenommen und werden somit nicht wörtlich wiedergegeben.

Warum wurde sie Hebamme?

Die Frau war sich schon im frühen Alter sicher, dass ein Bürojob für sie nicht in Frage kommt. Sie liebt es, vor immer neuen Herausforderungen zu stehen. Anfangs waren es die Babys, die sie faszinierten, mittlerweile sind es die Frauen, für die sie ein wichtiger Anlaufpunkt während der Schwangerschaft ist.

Hat sie schon immer eine eigene Praxis?

Sie begann ihr Berufsleben mit der Ausbildung zur Kinderkrankenschwester, um sich kurze Zeit später zur Hebamme weiter zu qualifizieren. Die folgenden 30 Jahre verbrachte sie in den Kreißsälen von Krankenhäusern. Im einem Klinikum XY wurde ihr ein Schulungsraum für verschiedene Schwangerschaftskurse bereitgestellt. Bis sie vor einem Jahr beschloss, ihre eigene Praxis zu eröffnen und somit in die Selbstständigkeit einzutreten.

Warum wollte sie ihre eigene Praxis gründen?

„Nach über 30 Jahren Schichtdienst ist man ausgelaugt." Es gab wenig freie Wochenenden für gemeinsame Familienunternehmungen. Nun genießt sie diese gewonnene Freizeit und den geregelten Tagesablauf.

Fällt der Versicherungsbetrag trotzdem so hoch aus?

Die Versicherung der Hebammen fällt für sie nicht mehr so hoch aus, da sie keine Geburten mehr betreut. Dennoch zahlt sie monatlich einen festgelegten Betrag, da am menschlichen Körper gearbeitet wird.

Welche Angebote hat ihre Praxis?

Das Aufgabenspektrum ist weit gefächert. Die Vorsorge steht während der Schwangerschaft im Mittelpunkt. Diese besteht zum Beispiel aus der Gewichtskontrolle und der Herztonkontrolle. Bei Beschwerden hat Frau Birnbaum die Fähigkeit, den Frauen mit Akupunktur zu helfen. Zum Thema der Geburt bietet die Hebamme einen Geburtsvorbereitungskurs an, welcher in zwei Teile gegliedert ist. Zum einen findet in gemütlicher Atmosphäre eine Gesprächsrunde statt. In dem praktischen Teil des Kurses werden Atem- und Entspannungsübungen, Partnerübungen oder Gebärhaltungen gezeigt und ausprobiert. Nach der Schwangerschaft kontrolliert die Hebamme die Gewichtszunahme des Kindes, den Rückgang der Gebärmutter und den Zustand der Brust. In manchen Fällen steht sie außerdem als Familienhebamme zur Verfügung.

Für was ist eine Familienhebamme zuständig?

Die Familienhebammen werden eingesetzt, um sicherzustellen, dass das Kind in der Familie gut aufgehoben ist. Sie hat einen besonderen Stellenwert bei den werdenden Müttern und somit einen größeren Einfluss im Vergleich zu Außenstehenden. Merkt sie, dass sich das Kind in einer schlechten Verfassung befindet, ist Sie verpflichtet, das Jugendamt in Kenntnis zu setzen, um die Familie in Zukunft so gut wie möglich zu unterstützen.

Wie wichtig sind Weiterbildungen?

Für eine Hebamme ist außerdem die Weiterbildung ein ständiger Begleiter. Es gibt immer neue Methoden, die die Schwangerschaft und Geburt für die Frau erleichtern. Sie selbst hat die Weiterbildungen in Akupunktur, Homöopathie und als Familienhebamme.

7 Zusammenfassung

In Anbetracht der vorher präsentierten Informationen kann ich feststellen, dass der Beruf nicht abdingbar ist. Keine Maschinen werden je die Betreuung und Unterstützung ersetzen können, welche eine/ein Hebamme/Entbindungspfleger mit Ausbildung bieten kann. Ohne dieser persönlichen Betreuung kann keine Zufriedenheit der Mütter und Familien erreicht werden. Im Laufe der Facharbeit wurde allerdings auch deutlich, dass dieser wichtige Beruf durch den hohen Versicherungsbeitrag gefährdet wird. Innerhalb der letzten Jahre mussten sie in ländlichen Regionen oft kapitulieren und verloren somit ihre Existenz und Sicherheit. Für dieses Problem muss die Politik zeitnah eine Lösung finden. Ein weiterer wichtiger Punkt ist der Verdienst, denn trotz einer immensen Verantwortung bei der Arbeit erhalten Geburtshelferinnen/Entbindungspfleger einen relativ geringen Lohn.

Für mich bietet die Facharbeit einen guten Überblick über Aufgaben und Tätigkeiten der Hebamme. Mein Praktikum und die Facharbeit haben meinen Berufswunsch trotz den negativen Seiten weiterhin verstärkt.

8 Literaturverzeichnis

Ganzwerke:

Albrecht-Engel, Ines; Geburtsvorbereitung und Geburt - Entspannung und innere Balance, Massagen und Atemübungen. Berlin (Beltz) 2010.

Edelmann, Lilo/Seul Shirley; Aus der Hebammenpraxis – Das Begleitbuch für Schwangerschaft, Geburt und Wochenbett. München (Droemersche Verlagsanstalt Th. Knaur Nachf.) 2000.

Schutt, Karin; Mein Begleiter durch die Schwangerschaft. München (GRÄFE UND UNZER Verlag GmbH) 2010.

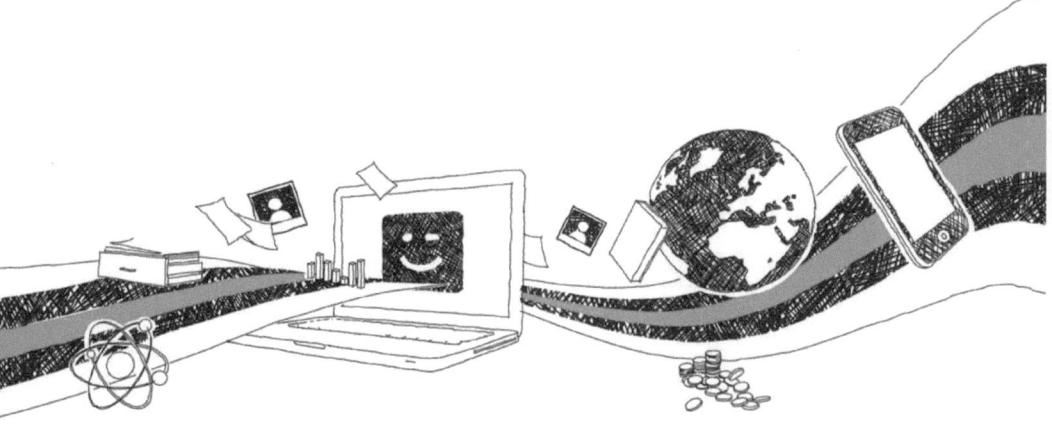
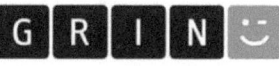